Dieta Antiinflamatoria

Alternativas a las recetas a base de carne para vegetarianos y veganos beneficios para la salud

I0105482

(El antiinflamatorio toda respuesta para principiantes)

Ignacio-Jesus Laguna

TABLA DE CONTENIDOS

Introducción

En los últimos años, han surgido numerosas técnicas nuevas para perder peso, perder peso, aumentar la masa muscular, reducir la grasa corporal y mejorar la digestión.

Estos métodos por lo general vienen acompañados de una serie de dietas tradicionales para poder alcanzar ese resultado que estamos buscando. Muchos creen que para poder, por ejemplo, bajar de paso tenemos que reducir las calorías que consumimos y aguantarnos el hambre en el mejor de los escenarios.

Sin embargo en la actualidad no existe nada más errado que pensar de esa manera.

Este libro fue escrito con la intención de demostrar lo precisa que es esta última afirmación y ayudar a miles de personas a mejorar su salud, su forma de comer y el funcionamiento de su organismo en general con todos los beneficios que veremos posteriormente.

Como conejillo de indias, me someto a estos "experimentos" para determinar los efectos prácticos de toda la información que presentaremos en breve; por lo tanto, puede estar seguro de que todos y cada uno de los conceptos y sugerencias que discutiremos son compatibles. por prueba científica y médica

Lo importante es que entiendas que en el mundo de la alimentación, la salud y la nutrición no existen principios universales que se apliquen a todos los seres humanos por motivos relacionados a la especificidad de cada organismo, al contexto cultural en el que se encuentra, los factores heredables que caracterizan a cada persona, las diferencias que presenta un sexo del otro, etc.

Como decíamos previamente, si tu objetivo es bajar de peso, aumentar tu masa muscular, aumentar tu expectativa de vida, alcanzar un rejuvenecimiento natural de tu cuerpo, tener una vida más saludable, desarrollar competencias para convertirte en un atleta de alto rendimiento, subir de peso, eliminar dolores estomacales o mejorar tu proceso digestivo y de regeneración celular este libro no solo es para vos sino que te recomiendo que lo leas más de una vez y anotes en un lugar que recuerdes solo aquellos conceptos que te interesan a vos en particular ya que no todos buscamos lo mismo y no todos deseamos obtener beneficios en la misma proporción.

Capítulo 1: Mantén Una Actitud Positiva

Rachael Miller era una persona activa que jugaba al tenis cuatro veces por semana y enseñaba a tiempo completo. Desarrolló síntomas de artritis reumatoide a los 8 7 años. "Tenía los pies hinchados. Me obligaron a usar pantuflas porque no podía ponerme los zapatos. Rachael, una residente de Los Ángeles de 70 años, recuerda que sus manos y los pies crecieron al tamaño de los de un monstruo.

Eventualmente perdió la capacidad de caminar después de someterse a una cirugía y rehabilitación en las articulaciones, usando un andador y una silla de ruedas.

Eventualmente, comenzó el camino hacia la recuperación tomando Plaquenil y medicamentos antiinflamatorios no esteroideos (AINE).

"Nadie tiene permitido estrecharme la mano. Han estado sufriendo durante 6 10 años", dice. Rachael, sin embargo, se niega a permitir que el dolor le impida disfrutar de la vida. "Mi reumatólogo me llama negador. ¡Opto por ignorar el sufrimiento! Hago lo mejor que puedo", dice. Cada uno tiene su propio nivel de tolerancia.

Muchas personas con dolor de artritis crónica encuentran que una perspectiva positiva mejora significativamente su tolerancia al dolor. Trate de no ceder ante el sufrimiento. Encuentra maneras de distraerte de ello. Participe en actividades agradables, como un pasatiempo o pasar tiempo con sus seres queridos, para mantener el ánimo en alto.

Capítulo 2: Los Medicamentos
Antiinflamatorios

Es común que una persona con dolor se automedique con medicamentos antiinflamatorios, como esteroides o antiinflamatorios no esteroideos, o se los recete. Los medicamentos antiinflamatorios que contienen esteroides suprimen el sistema inmunológico e impiden el proceso de curación. La aspirina, el ibuprofeno y el naproxeno inhiben las enzimas ciclooxigenasas, que estimulan la producción de mediadores inflamatorios (mencionados anteriormente). Sin embargo, debido a que estos medicamentos no son selectivos, también afectan el revestimiento del estómago, lo que resulta en la posibilidad de úlceras y molestias gástricas como efectos secundarios. Además, inhiben la liberación de las prostaglandinas antiinflamatorias PGE2 y PGE6 , que discutimos anteriormente, lo que es contrario al efecto previsto del fármaco.

En lugar de depender del uso a largo plazo de medicamentos antiinflamatorios, tiene mucho sentido adoptar una dieta saludable que reduzca la inflamación de forma natural.

Chips De Coles De Bruselas

Ingredientes:

- Sal Kosher
- 2 cáscara de limón
- 900 g de hojas de coles de Bruselas
- 8 cucharadas de ghee

Direcciones:

1. Caliente el horno a 6 10 0F, luego cubra dos hojas de galletas con papel pergamino.
2. Colocar las hojas en un bol grande y verter sobre el ghee derretido y añadir sal.
3. Cocinar hasta que las hojas estén crujientes.

4. Mientras está caliente, pon la ralladura de limón en las hojas. Servir caliente.

Chá Verde Com Hortelã E Limão

Ingredientes

8 colheres de sopa de folhas de chá verde
2 limão inteiro
4 xícara/500 ml de água quente
20   folhas de hortelã

Preparação

1. Adicione água e folhas de hortelã a um utensílio de sua escolha.
2. Aqueça a água até começar a ferver.
3. Mantenha-o nesse estado por pelo menos cinco minutos.
4. Desligue o gás e adicione as folhas de chá verde.
5. Deixe-os de molho por no mínimo cinco minutos.

6. Retire as folhas com a ajuda de uma peneira e despeje em um copo.
7. Beba enquanto está quente, para observar seus benefícios.

Té De Leche Y Cúrcuma

- 2 cucharadita de jengibre molido
- 4 cucharaditas de miel
- 4 tazas de agua hirviendo
- 6 bolsitas de té de jengibre
- 6 tazas de leche de avena sin azúcar, calentada
- 2 cucharadita de canela molida
- 3 cucharaditas de cúrcuma molida

1. En un recipiente, vierta el agua hirviendo sobre las bolsas de té.
2. Dejar reposar durante 10 minutos.
3. Retira las bolsitas de té y añade la leche de avena calentada, la canela, la cúrcuma, el jengibre y la miel.

4. Pasar la mezcla a una batidora y batir hasta que esté espumosa, unos 40 segundos.

Delicia De Nueces Y Espárragos

Ingrediente

1 de taza de nueces picadas
Semillas de girasol y pimienta al gusto
Una y 1 1 cucharadas de aceite de oliva
¼ de libra de espárragos, recortados

Preparación

1. Calentar una sartén a fuego medio con la adición de aceite de oliva.
2. Saltear los espárragos durante 10 minutos o hasta que se doren.
3. Añadir pimienta y semillas de girasol para sazonar.
4. Apaga la calefacción.
5. A continuación, añada las nueces.

Gachas De Amaranto De Nuez Y Frutas

Ingredientes:
2 pera mediana, picada
1 taza de arándanos
2 cucharadita de canela
2 cucharada de miel cruda
½   taza de semillas de calabaza
4 tazas de agua filtrada
1/2   tazas de amaranto integral

Direcciones:

1. En una sartén antiadherente con tapa, hierva el agua y el amaranto.
2. Cocine a fuego lento hasta que hierva a fuego lento y continúe cocinando hasta que el líquido se absorba por completo, alrededor de 50 minutos.
3. Apaga el fuego.

4. Mezcle la canela, la miel y las semillas de calabaza. Mezclar bien.
5. Vierta por igual en dos tazones.
6. Decorar con pera y arándanos.
7. Servir y disfrutar.

Zumo De Zanahoria Con Piña

Ingredientes:

2 pieza (2 pulgada) de jengibre pelado
Cubitos de hielo, para servir
16 zanahorias, peladas y picadas
6 tazas de piña fresca picada
½ taza de agua

Preparación:

1. Toma una licuadora de alta velocidad y abre la tapa superior.
2. Añade la leche y los demás ingredientes.
3. Mezcla los ingredientes a alta velocidad hasta lograr una mezcla suave.
4. Cuela la mezcla con una estopilla en un tazón grande. Exprime a través de la estopilla.
5. Vierte la mezcla colada en vasos, agrega los cubitos de hielo y disfruta del zumo fresco.

Ensalada Mediterranea De Atún

Ingredientes

- ½ de taza de judías verdes
- 2 cucharada de jugo de limón fresco
- Sal y pimienta para probar
- 4 huevos duros
- 4 latas de atún de 10 oz envasadas en agua, escurridas
- 1/2 taza de mayonesa
- ½ taza de garbanzos
- 4 cucharadas de cebolla morada picada
- 4 cucharadas de pimientos rojos picados

Direcciones

1. Mezclar los garbanzos con las judías verdes y colocarlos en un plato
2. Coloque encima el atún, los huevos, la cebolla y los pimientos verdes.
3. Agregue sal y pimienta al gusto.
4. Sirve con la mayonesa.

5. La fibra ayuda a mantener saludable el tracto digestivo y promueve la regularidad.

6. Los garbanzos son una buena fuente de fibra.

Tazones Proteicos De Quinoa Y Manzana

Ingredientes:

2 cucharadita de jarabe de arce

1 cucharadita de sal

1 cucharadita de pimienta negra recién molida

6 tazas de espinacas baby o lechuga romana picada

2 manzana mediana picada

2 bloque (2 8 onzas) de tofu firme o extrafuerte

2 taza de quinoa, enjuagada

4 tazas de agua

¼ taza de aceite de oliva

½ de taza de vinagre de sidra de manzana

4 cucharaditas de mostaza de Dijon

Instrucciones:

1. Escurrir el líquido del tofu.
2. Presiona el tofu suavemente por todos los lados con papel de cocina o un paño de cocina limpio.
3. Córtalo por la mitad horizontalmente.
4. Córtalo en 12 tiras gruesas y, a continuación, córtalas transversalmente en la dirección opuesta, 8 veces, para hacer cubos.
5. En una olla, combinar la quinoa y el agua, llevar a ebullición a fuego alto.
6. Reducir el fuego a medio-bajo, tapar y cocinar durante 30 minutos, o hasta que el agua se absorba y la quinoa esté esponjosa. Retirar del fuego y dejar enfriar.

7. Mientras tanto, en un bol mediano, bate el aceite, el vinagre, la mostaza, el jarabe de arce, la sal y la pimienta.

8. Si se va a servir inmediatamente, llenar cada uno de los 8 cuencos con ¼ de taza de espinacas y cubrir con una porción de la quinoa.

9. Cubrir la quinoa con un cuarto de la manzana picada y un cuarto del tofu cortado en cubos. Rocía con el aderezo.

10. Si se va a guardar para más tarde, repartir la quinoa, la manzana, el tofu y las verduras en 8 recipientes medianos.

11. Divide el aderezo en partes iguales en 8 recipientes pequeños separados.

INGREDIENTES PARA 8 RACIONES

4 cucharadas de cacao puro en polvo
12 láminas de gelatina neutra
1 litro bebida de almendras sin azúcares añadidos o Canela
Stevia pura al gusto. Mejor comprarla de herbolario y consumo ocasional.

PREPARACIÓN

1. Ponemos en agua fría las 6 láminas de gelatina.
2. Mientras la gelatina se ablanda, calentamos al fuego o al micro la bebida de almendras.

3. Disolvemos con la bebida, el cacao puro, la Stevia y la canela al gusto, sin que llegue a hervir.
4. Añadimos las láminas de gelatina a la mezcla anterior y vamos removiendo poco a poco hasta su total disolución.
5. Vertemos en los moldes y a la nevera 2-2 ½ horitas.

Wraps De Lechuga Con Pollo Sriracha

Ingredientes:

2 zanahoria, rallada
6 cucharadas de salsa sriracha sin azúcar
6 cucharadas de aminoácidos de coco
2 cucharada de aceite de aguacate
1 cebolla, picada
2 1 lb de muslos de pollo deshuesados y sin piel, cortados en trozos pequeños
6 dientes de ajo, picados
2 taza de apio picado
4 cucharadas de miel
20 hojas de lechuga bibb, mantequilla o lechuga romana
Semillas de sésamo y cebollas verdes picadas para decorar

Direcciones:

1. Caliente el aceite en una sartén grande a fuego medio alto.
2. Agregue la cebolla y saltee durante 6 minutos.
3. Agregue el pollo y cocine, revolviendo durante unos 20 minutos, hasta que se dore por todos lados.
4. Agregue el ajo, el apio y las zanahorias, y cocine por 6 minutos.
5. Vierta la sriracha, los aminoácidos de coco y la miel, y revuelva hasta que la salsa se espese y el pollo esté cubierto.
6. Retire del fuego y decore con semillas de sésamo y cebollas verdes.
7. Servir en hojas de lechuga.

Paella Fácil

Ingredientes:

- 1 cucharada de pimentón
- Sal al gusto
- 1 cucharadita de hojuelas de pimiento rojo triturado
–15-20 hilos de azafrán
- Un puñado de perejil fresco italiano de hoja plana, picado
- La cáscara de un limón, rallada
- 1 pimiento rojo, picado
- 1 camarones de libra, pelados, desvenados
- 6 cucharadas de aceite de oliva, divididas
- 2 cucharadita de orégano seco

- 2 libra de pechugas de pollo sin piel y sin hueso, cortadas en trozos de 4 pulgadas.
- 4 dientes de ajo, aplastados
- 2 taza de arroz blanco de grano corto sin cocer, enjuagado
- 4 pequeñas hojas de laurel
- 4 tazas de caldo de pollo
- 1 cebolla española, picada
- 1 libra de chorizo, desechar las tripas, desmenuzado

Instrucciones:

1. Añade una cucharada de aceite, orégano, pimienta, pimentón y sal en un tazón y mezcla bien.
2. Añade el pollo y mezcla hasta que esté bien cubierto con la mezcla.
3. Mantener el tazón cubierto y enfriar durante un par de horas.

4. Coloca una sartén grande a fuego medio.

5. Añade una cucharada de aceite. Cuando el aceite esté caliente, agrega el ajo, el arroz y las hojuelas de pimiento rojo y sigue revolviendo durante un par de minutos, hasta que el arroz esté bien cubierto de aceite.

6. Añade las hojas de laurel, los hilos de azafrán, el caldo de pollo, el perejil y la cáscara de limón.

7. Cuando rompa a hervir, baja el fuego a medio-bajo.

8. Cocina durante unos 25 a 30 minutos.

9. Mientras tanto, coloca una sartén a fuego medio.

10. Añade una cucharada de aceite.

11.   Cuando el aceite esté caliente, agrega la cebolla y el pollo, cocina por 15 a 20 minutos.

12.   Añade el pimiento y la salchicha desmenuzada y mezcla bien. Revuelve a menudo durante –5-10 minutos.

13.   Añade los camarones y revuelve.

14.   Cocina hasta que los camarones se vuelvan rosados.

15.   Voltea los camarones y cocina el otro lado hasta que estén rosados.

16.   Toma una bandeja de servir grande.

17.   Coloca la mezcla de arroz sobre ella y distribúyela uniformemente.

18.   Coloca la mezcla de carne encima y sirve.

Panqueques De Trigo Sarraceno

Ingredientes:

2 taza de harina de trigo sarraceno
2 cucharadita de levadura en polvo
C/2 do. Leche de almendras y vainilla sin azúcar
4 paquetes de edulcorante natural
Una pizca de sal marina rosa del Himalaya

Direcciones:

1. Rocíe una sartén grande antiadherente con aceite en aerosol y colóquela a fuego medio.
2. En un tazón mediano, mezcle la harina de trigo sarraceno, la sal, el polvo de hornear y el edulcorante.

3. Agregue la leche de almendras.
4. Usando una taza medidora taza medidora, vierta la masa en la sartén
5. Cocine hasta que se formen burbujas en la superficie y toda la superficie se vea seca.
6. Voltee y cocine por otros 1-5 minutos.
7. Repita con toda la masa restante.

Batido De Garbanzos, Yogur Griego Y Brócoli

Ingredientes:

· 280 g de yogur griego
● 2 cucharada de almendras
● 140 g de brócoli
● 140 g de fresas
● 60 g de garbanzos cocidos
● 380 gramos de té verde frío
● ½ de cucharadita de canela

Las manos en:

● Ase las almendras ligeramente en una sartén sin grasa;
● Lave las fresas y quíteles las verdes;
● Lava y seca el brócoli;
● Mezcle todos los ingredientes en una batidora de rotación rápida hasta que estén cremosos.

Envolturas De Lechuga De Pavo Sin Gluten Y Sin Lácteos

Raciones: 8
Calorías: 76 0
Grasas: 6 7g
Carbohidratos: 62g
Proteínas: 8 8.8 g

☐ <u>Ingredientes</u>

1 taza de cilantro fresco picado
4 cucharadas de aminoácidos de coco
2 cucharadita de miel cruda
2 cucharadita de sal

2 cucharadita de pimienta negra recién molida

16 hojas grandes de lechuga iceberg

1 taza de cerezas deshuesadas y cortadas por la mitad

8 cucharadas de aceite de oliva

2 1 taza de cebolla blanca picada

2 cucharada de ajo picado

2 cucharada de jengibre picado

900 g de pavo de agricultura ecológica picado

1 taza de almendras tostadas en rodajas

Preparación

1. Calienta el aceite de oliva en una sartén a fuego medio-alto.
2. Añade las cebollas y el ajo y saltea durante unos 10 minutos hasta que se doren ligeramente.

3. Incorpora el pavo y cocina durante 15 a 20 minutos hasta que la carne ya no esté rosada por dentro.
4. Añade las almendras, el cilantro, los aminos de coco y la miel y cocina durante 5-10 minutos.
5. Sazona con la sal y la pimienta. Rellena cada hoja de lechuga con una cucharada llena de la mezcla de carne y las cerezas

Aperitivos De Coliflor

Ingredientes:

8 cucharadas de aceite de oliva virgen extra
2 cucharadita de sal
2 cabeza de coliflor

Direcciones:

1. Caliente el horno a 450 F, luego prepare dos hojas de galletas forrándolas con papel para hornear.
2. Retire los ramilletes de coliflor y deseche el corazón.
3. Cortar los ramilletes en trozos del tamaño de una pelota de golf.

4. Poner la coliflor en un cuenco y verter el aceite de oliva y espolvorear con sal.
5. Remover para cubrir.
6. Extender en una sola capa, sin tocar.
7. Asar alrededor de 2 hora hasta que se dore.' Servir caliente.

Zoodles De Aguacate Al Pesto Con Salmón

Ingrediente

Una cucharada de pimienta negra
Un aguacate
½ de taza de parmesano rallado
Condimento italiano
Una cucharada de pesto
Un limón
Dos filetes de salmón congelados/frescos
Un calabacín grande, espiralizado

Preparación

1. Precaliente el horno a 350 grados Fahrenheit. Hornee el salmón sazonado con condimento italiano, sal y pimienta durante veinte minutos.
2. Añadir al bol los aguacates, una cucharada de pimienta, una cucharada de zumo de limón y una cucharada de pesto.
3. Los aguacates se deben triturar y reservar.
4. Añade los fideos de calabacín, la mezcla de aguacate y el salmón a una fuente de servir.
5. Espolvorear el queso por encima.
6. Si es necesario, añadir más pesto al plato. Disfrute.

Ensalada De Verduras Con Pera Y Caqui

Ingredientes:

6 cucharadas de aceite de oliva virgen extra
4 cucharadas de jugo de limón fresco
2 cucharadita de mostaza integral
12 tazas de espinacas tiernas
1 taza de pecanas picadas, tostadas
2 pera roja madura, rebanada
2 caqui maduro, en rodajas
2 cucharadita de ajo picado
2 chalota, picada

Direcciones:

1. En un tazón grande, mezcle el ajo, el aceite de oliva, el jugo de limón y la mostaza.
2. Una vez que esté bien mezclado, agregue los ingredientes restantes.
3. Mezcle para cubrir.
4. Divida igualmente en dos tazones, sirva y disfrute.

Batido De Remolacha Y Cereza

Ingredientes:

1 banana, cortada en trozos
1 taza de cerezas, sin hueso
20 onzas de leche de almendras
4 remolachas, peladas y cortadas en trozos pequeños
2 cucharada de mantequilla de almendras
6 -8 cubitos de hielo (opcional)

Preparación:

1. Toma una licuadora de alta velocidad y abre la tapa superior.
2. Añade la leche y los otros ingredientes.
3. Añade cubitos de hielo si lo prefieres helado.
4. Licúa los ingredientes a velocidad alta para obtener una textura similar a un licuado.
5. Sirve la mezcla en vasos y disfruta del batido fresco.

Ensalada De Garbanzos

Ingredientes

Para la vinagreta de limón:

- Sal y pimienta para probar
- ½ de taza de aceite de oliva virgen extra
- 1 cucharada de jugo de limón
- 2 diente de ajo finamente rallado

Para la ensalada de col rizada:

- 1 taza de garbanzos enjuagados y escurridos
- 1 col rizada picada

Direcciones

1. En un bol, mezcle el jugo de limón, el ajo, la sal y la pimienta.

2. Agregue el aceite de oliva batiendo hasta que quede cremoso.
3. Vierta la col rizada y masajee hasta que la col rizada comience a ablandarse y las superficies estén cubiertas.
4. Agregue garbanzos
5. Sirva

Batido De Aguacate, Plátano Y Manzana

Ingredientes:

- jugo de naranja
- 40 g de jengibre
- 400 ml de agua
- 2 manzana verde
- 2 puñado de espinacas
- 2 plátano mediano
- ½ de la pulpa de un aguacate

Las manos en:

- Lave y limpie todos los ingredientes;
- No peles la manzana, quítale las semillas;
- Mezcle todos los ingredientes en una licuadora con la menor cantidad de agua posible hasta obtener una bebida cremosa;

Puré De Coliflor Y Patata

Ingredientes:

4 libras de papas rebanadas
2 taza de agua
16 onzas de floretes de coliflor
Tés/2 cucharadita de vinagre de vino de arroz
2 diente de ajo - picado

Direcciones:

1. Agrega agua a tu Instant Pot
2. Agregue las papas y espolvoree los cogollos de coliflor encima. Cierre la tapa y cocine a ALTA presión durante 10 minutos.
3. Libere la presión de forma natural durante 20 minutos.
4. Espolvorear un poco de vinagre aromatizado y ajo.
5. Triturar y servir.

Chuletas De Cordero Con Hinojo Y Comino A La Parrilla

Ingredientes:

- 4 dientes grandes de ajo, pelados y picados.
- 2 1 cucharaditas de comino molido
- 1 cucharadita de cilantro molido
- 16 chuletas de costilla de cordero, de 2 pulgada de grosor, sin grasa.
- 2 1 cucharaditas de semillas de hinojo, trituradas
- 1 cucharadita de sal
- ½ cucharadita de pimienta negra molida

Instrucciones:

1. Añade ajo, comino, cilantro, semillas de hinojo, cilantro y pimienta negra en un tazón pequeño y revuelve bien. Espolvorea esta mezcla sobre las chuletas. Frótala bien.
2. Coloca las chuletas en un plato. Cubrir la carne con papel de aluminio y enfriarla de 1-2 horas.
3. Saca la carne del refrigerador 60 minutos antes de asar.
4. Prepara tu parrilla y precalienta a fuego medio.
5. Coloca las chuletas en la parrilla y cocina de 25 a 30 minutos para que queden a media cocción y de 25 a 30 minutos para que queden a término medio.
6. Sirve caliente.

www.ingramcontent.com/pod-product-compliance
Lightning Source LLC
Chambersburg PA
CBHW060949050426

42337CB00052B/2976